Umschreibungen der Gartenzeit

Wie lautet des Rätsels Lösung? Seniorenbe-
schäftigung und Gedächtnistraining Rätsel

60 Ratespiele für Senioren – Band 12

Kristina Büttertz

Senioren Beschäftigungen

Als Zusatz zum Buch haben wir weitere kostenlose Aktivierungen zum Downloaden bereitgestellt.

Unter folgendem Link erhältst du die erstklassigen, kostenlosen Übungsvorlagen zum Downloaden: https://bit.ly/buchbonus

Folge uns auf Social Media! 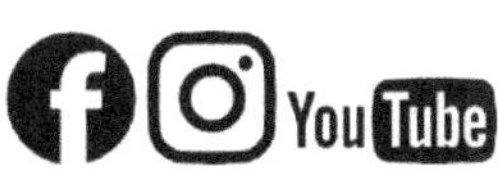

Inhaltsverzeichnis

Einleitung

Herzlich Willkommen zu einer neuen Ausgabe voller Rätsel- und Kniffelspaß!

In diesem Buch dürft ihr Euch über 60 neue Umschreibungsrätsel rund um das Thema Gartenzeit bzw. Gartenblumen freuen. Zu jedem der 60 Rätsel gibt es 6 Umschreibungen, welche den gesuchten Begriff bestmöglich zu beschreiben versuchen. Die Umschreibungen handeln über Gartengegenstände und Blumen, also alles was man so Zuhause finden kann (Gartenhaus, Spaten, Grill, verschiedenste Gartenblumen ... und vieles mehr!)

Die Rätsel unterscheiden sich einmal durch die Vielfalt der verschiedenen Gartengegenstände und einmal durch den Schwierigkeitsgrad. Manche Rätsel sind etwas leichter zu lösen, andere hingegen brauchen etwas mehr Köpfchenarbeit und sind vielleicht nicht auf Anhieb lösbar – aber ein bisschen Anstrengung gehört schließlich auch dazu!

Dieses Umschreibungsbuch bietet die Möglichkeit, die Rätsel entweder gemeinsam in der Gruppe oder alleine zu ertüfteln, da die Lösungen immer am Ende des Buches angeführt sind.

Spielt man in der Gruppe, sollte eine Person immer ein Rätsel vorlesen – das kann auch abwechselnd passieren – und die Anderen sollen versuchen, auf die Lösung des Rätsels zu kommen. Wer am Ende des Spieles am Meisten Punkte erhält, ist Rätselmeister.

Spielst du alleine, macht es auch Sinn, dass du dir deine erratenen Begriffe notierst und am Ende zusammenzählst, wie viele du denn erraten hast. Die Lösungen zu den Rätseln sind daher bewusst auf den letzten Seiten abgegeben.

Aber genug der vielen Worte, nur noch ein kleiner Tipp zum Schluss: Schnappt euch eine Tasse leckeren Kaffee und ein großes Stück Kuchen und lasst das Rätseln und Tüfteln beginnen. Viel Spaß dabei! :)

Rätsel 1:

Wie lautet die Lösung des Rätsels?

Mein gesuchter Begriff braucht viel Wasser.

Er ist ein echtes Hilfsmittel im Garten.

Meistens hat er die Farbe Grün.

Der Begriff ist am Anfang sehr schwer zu heben.

Durch den gesuchten Begriff können Pflanzen wachsen.

Mein Begriff ist mit Wasser befüllt und wird zum Wässern verwendet.

Rätsel 2:

Wie lautet die Lösung des Rätsels?

Mit nur einem Rad ist er sehr wendig.

Der Begriff ist ein Typisches Gartenhilfsmittel.

Mein Begriff hat sehr viel Platz zum transportieren.

Zwei Hebel erleichtern das Navigieren.

Auch auf Baustellen wird der Begriff täglich verwendet.

Mein gesuchter Begriff wird oft mit Erde befüllt und dann weggebracht.

Rätsel 3:

Wie lautet die Lösung des Rätsels?

Mein Begriff ist ein echter Hingucker im Garten.

Der Begriff ist sehr schwer und funktioniert mit Wasser.

Das Material aus dem der Gegenstand gemacht wird, ist meistens Stein oder Granit.

Man findet den Begriff auch in öffentlichen Pars oder repräsentativen Plätzen.

Der größte Gegenstand dieser Art befindet sich in Dschidda in Saudi-Arabien.

Aus meinem Begriff kommen natürliche oder künstliche Wasser Fontänen.

Rätsel 4:

Wie lautet die Lösung des Rätsels?

Mein Begriff ist im jeden Garten zu finden.

Kleine Kinder tun sich schwer darüber hinauszusehen.

Mein Begriff schütz auch teilweise vor Einbrecher.

Als Begrenzung eines Grundstückes wird er auch sehr häufig verwendet.

Aus Holz oder Metall besteht der Gegenstand.

Der gesuchte Begriff wird verwendet um den Garten zu begrenzen.

Rätsel 5:

Wie lautet die Lösung des Rätsels?

Mein gesuchter Begriff wird ca. einmal Wöchentlich verwendet.

Die Arbeit kann sehr mühselig mit meinem Begriff sein.

Mein Begriff muss mehrmals entleert werden.

Er kann Elektrisch oder mit Benzin betrieben werden.

Mein Begriff ist sehr laut und macht ein Typisch Geräusch.

Der gesuchte Begriff wird zum kürzen des Rasens verwendet.

Rätsel 6:

Wie lautet die Lösung des Rätsels?

Der Begriff ist sehr laut und wird meist auf dem Rücken getragen.

Mein Begriff verschönert die Landschaft.

Mein Begriff ist ein elektrisches oder mit Verbrennungsmotor betriebenes Gartengerät

In einigen Ländern ist der gesuchte Begriff verboten.

Aus meinem Begriff entweicht sehr schnell Luft.

Bei Laub wird der gesuchte Begriff am häufigsten eingesetzt.

Rätsel 7:

Wie lautet die Lösung des Rätsels?

Mein gesuchter Begriff ist überlebenswichtig für den Garten.

Es gibt ihn in unterschiedlichen längen und Größen.

Der Begriff wird meistens aufgerollt, nachdem er verwendet wird.

Für meinen Begriff braucht man einen Wasserhahn.

Die Verwendung findet im Sommer täglich statt.

Aus dem gesuchten Begriff fließt Wasser und wird für die Bewässrung des Gartens verwendet.

Rätsel 8:

Wie lautet die Lösung des Rätsels?

Mein Begriff ist ein absolutes muss im jeden Garten.

Mein gesuchter Begriff hat einen langen Stiel.

Es gibt ihm in verschieden Größen und Farben.

Mein Begriff ähnelt einem Besen.

Das gesuchte Gartenwerkzeug wird auch Fächerbesen genannt.

Hauptsächlich wird mein Begriff für Laub verwendet.

Rätsel 9:

Wie lautet die Lösung des Rätsels?

Bei Gartenarbeiten kommt der Gesuchte Begriff zum Einsatz.

Mein Begriff wird oft beim Umgraben, einpflanzen oder schneiden verwendet.

Mein Begriff bekommt man in jedem Baumarkt zu kaufen.

Es gibt ihn in verschiedene Größen und dicken.

Mein gesuchter Begriff wird für beide Hände benötigt.

Er schützt die Hände vor Verletzungen.

Rätsel 10:

Wie lautet die Lösung des Rätsels?

Mein gesuchter Begriff hält sich gerne im Wasser auf.

Mein gesuchter Begriff ist Meister im Schwimmen.

Ein Teich im Garten ist der optimale Lebensraum.

Von meinem Begriff gibt es 47 verschiedene Gattungen.

Zu deren Lieblingsmahlzeiten gehören Gräser, Samen, Kräuter und Moose.

Ein Typisches Geräusch ist „quak" „quak".

Rätsel 11:

Wie lautet die Lösung des Rätsels?

Mein gesuchter Begriff kann in verschiedensten Farben gekauft werden.

Er schützt vor Nässe.

Er wird heute nicht nur im Garten verwendet, sondert ist ein fester Bestandteil der aktuellen Mode.

Er wird nicht nur häufig im Garten getragen, sondern auch beim Fischen.

Das Hauptmaterial des Schuhs ist Gummi.

Im Norddeutschen werden sie auch Galoschen oder Kaloschen genannt.

Rätsel 12:

Wie lautet die Lösung des Rätsels?

Mein Begriff ist bei jedem Gärtner zu finden.

Mein gesuchter Begriff hat einen langen Stiel.

Man verwendet es oft im Garten, aber auch auf Baustellen.

Es gibt ihm in verschieden Größen.

Der gesuchte Begriff wird zum Aufnehmen und Fortschaffen von Lockermaterialien verwendet.

Umgangssprachlich wird sie auch Schippe oder Schüppe, im Rheinland auch Schöppe genannt.

Rätsel 13:

Wie lautet die Lösung des Rätsels?

Mein gesuchter Begriff darf nicht von Kindern verwendet werden.

Es gibt ihn in verschiedensten Formen und Varianten.

Er kann Elektronisch oder von Hand verwendet werden.

Mein Begriff hat eine lange Klinge.

Jeder Hobbygärtner besitz so eine Säge.

Der gesuchte Begriff ist eine Kombination aus einem Ast und einer Säge.

Rätsel 14:

Wie lautet die Lösung des Rätsels?

Mit meinem gesuchten Begriff kommt man hoch hinaus.

Mein Begriff erleichtert so einigen das Leben.

Als Familien Namen wird er auch oft verwendet.

Beim Pflücken auf Bäumen wird mein Begriff sehr oft eingesetzt.

Mein Begriff hat mehrere Sprossen.

Der gesuchte Begriff muss richtig aufgestellt werden, damit man nicht herunter fällt.

Rätsel 15:

Wie lautet die Lösung des Rätsels?

Mein Begriff ist ein optimales Werkzeug um Pflanzen zu schneiden.

Klein und handlich ist das Gartenwerkzeug.

Man kann sie händisch oder Motorgetrieben verwenden.

Mein gesuchter Begriff wird bei Hecken eingesetzt.

Zum Stutzen oder zurückschneiden von Hecken und Gebüsch wird der Begriff verwendet.

Mein Begriff besteht aus den Wörtern Hecke und Schere.

Rätsel 16:

Wie lautet die Lösung des Rätsels?

Mein gesuchter Begriff wird zum Sammeln und Speichern verwendet.

Die Farbe des Gesuchten Begriffs ist meistens Schwarz oder Grün.

Das Hausdach spielt eine wichtige Rolle.

Ohne Regen wäre mein gesuchter Begriff überflüssig.

Der Gegenstand ist sehr nachhaltig und wird für die Bewässerung des Gartens verwendet.

Mein Begriff fängt das Regenwasser auf.

Rätsel 17:

Wie lautet die Lösung des Rätsels?

Mein Begriff hat eine Zylinderförmige Form.

Verwendungszweck ist meistens bei Transporten von Flüssigkeiten oder Schüttgut.

Mein Begriff hat einen Beweglichen Henkel.

Oft wird der gesuchte Begriff auch Kufe oder Bütte genannt.

Kinder spielen sehr gerne im Sandkasten damit.

Die ersten Zwei Anfangsbuchstaben sind E und I.

Rätsel 18:

Wie lautet die Lösung des Rätsels?

Mein gesuchter Begriff ist aus Holz.

Mein Begriff befindet sich meistens auf einem Baum im Garten.

Kinder erfreuen sich immer sehr dabei zuzusehen.

Das Dach ist meistens Teerpappe gemacht.

Mein Begriff wird auch als Unterschlupf verwendet.

Vögel sind sehr dankbar dafür.

Rätsel 19:

Wie lautet die Lösung des Rätsels?

Im Sommer ist mein Begriff im Dauer Einsatz.

Freunde und Familie werden oft dazu eingeladen.

Eine hohe Temperatur wird benötigt.

Aus dem gesuchten Begriff entweicht auch oft Rauch.

Meistens wird er mit Holz, Kohle oder Gas betrieben.

Fleisch und Gemüse wird auf meinem Begriff gegrillt.

Rätsel 20:

Wie lautet die Lösung des Rätsels?

Mein gesuchter Begriff wird überwiegend bei Grabarbeiten verwendet.

Es gibt zwei Grundformen: Rechteckig mit gerader oder leicht bogenförmiger Form.

Die Griffform des Begriffs ist T- oder D- Förmig.

Die Arbeit damit kann sehr mühselig sein.

Die eigenen Schuhe werden auch oft dabei eingesetzt, um den gesuchten Gegenstand optimal zu verwenden.

Breites die Römer verwendeten dieses Werkzeug.

Rätsel 21:

Wie lautet die Lösung des Rätsels?

Mein gesuchter Begriff ist ein Handwerkzeug mit einem Stil.

Mein Begriff kommt auch oft nach dem Mäher zum Einsatz.

Bauern verwenden diesen Gegenstand sehr häufig.

Der Balken vorne am Stiel besteht aus mehreren „Zinken".

Der Verwendungszweck ist das zusammenziehen von lockeren Material.

Der gesuchte Begriff wird auch beim Furchenziehen für Saatgut oder zum Bearbeiten des Bodens verwendet.

Rätsel 22:

Wie lautet die Lösung des Rätsels?

Mein Begriff ist ein Hilfsmittel im Garten.

Die Arbeit mit meinem gesuchten Begriff ist anstrengend, aber muss gemacht werden.

Das Gartenwerkzeug hat einen kurzen Griff und eine scharfe Spitze.

Zwischen Steinplatten, im Rasen oder im Garten kommt der gesuchte Begriff zum Einsatz.

Beim sogenannten Jäten kommt das Gartenwerkzeug ins Spiel.

Mein Begriff kommt gegen fieses Unkraut zum Einsatz.

Rätsel 23:

Wie lautet die Lösung des Rätsels?

Mein gesuchter Begriff befindet sich meistens neben Menschen.

Der Gegenstand wirft einen großen Schatten.

Man kann die Position beliebig verändern.

Unter meinem gesuchten Begriff ist es im Sommer sehr angenehm.

Mein begriff schützt vor der Hitze.

Mein gesuchter Begriff ist wie ein Dach über den Kopf.

Rätsel 24:

Wie lautet die Lösung des Rätsels?

Mein Begriff steht im Garten.

Das Material aus dem es gemacht wird ist meistens Holz.

Man braucht einen relativ großen Garten um
den gesuchten Begriff platz zu haben.

Es ist ein echter hinkucker im jeden Garten.

Es sorgt für Ordnung und bietet die Möglichkeit
Gartenwerkzeug unterzustellen.

Mein gesuchter Begriff ist eine Mischung aus
Garten und Haus.

Rätsel 25:

Wie lautet die Lösung des Rätsels?

Mein gesuchter Begriff lädt zum entspannen ein.

Für die Nutzung meines Begriffs braucht man einen gewissen abstand.

Man kann sich so richtig durchhängen lassen.

Die Befestigung erfolgt in mit Seilen und ein gewisser abstand zum Boden muss sein.

Meistens wird mein gesuchter Begriff zwischen zwei Bäumen befestigt.

Wenn man sich reinsetzt, hat man die Form wie eine Banane.

Rätsel 26:

Wie lautet die Lösung des Rätsels?

Mein gesuchter Begriff befindet sich auf den Balkon.

Der Begriff hat meistens eine Rechteckige Form.

Verschiedenste wundervolle Blumen befinden sich dort.

Der gesuchte Begriff wir meistens am Rand des Balkons befestigt.

In den Wintermonaten werden die Blumen wider entfernt.

Die kästen können immer wieder verwendet werden um neue Blumen einzutopfen.

Rätsel 27:

Wie lautet die Lösung des Rätsels?

Mein gesuchter Begriff wird beim Kochen verwendet.

Mein Begriff wird schon seit Tausenden von Jahren verwendet.

Mein Begriff ist ein Garten.

Die Pflanzen die dort wachsen riecht man schon von weiten.

In diesem Garten sollten Basilikum und Melisse getrennt voneinander angepflanzt werden.

Typische Gewächse in diesem Garten sind: Basilikum, Schnittlauch, Petersilie usw.

Rätsel 28:

Wie lautet die Lösung des Rätsels?

Mein Begriff ist ein Stein.

Man findet ihn in vielen Gärten verlegt.

Es werden oft verschiedenste Formen angelegt.

Der gesuchte Begriff ist nicht nur im Garten zu finden, sondern auch auf Straßen und vor Gebäude.

Gewöhnlicherweise ist das Material aus dem mein Begriff besteht Ton.

Bereits die Römer sind mit ihren Kutschen auf meinem Begriff gefahren.

Rätsel 29:

Wie lautet die Lösung des Rätsels?

Mein gesuchter Begriff schützt vor Regen und Sonne.

Meistens findet man ihn auf einer Terrasse vor.

Meinen Begriff gibt es in allen unterschiedlichsten Formen und Farben.

Es gibt ihn in Elektrisch oder man Kurbelt von Hand.

Bei starken Gewittern muss man ihn einfahren.

Mein gesuchter Begriff hat eine gewisse Ähnlichkeit mit einem Sonnenschirm.

Rätsel 30:

Wie lautet die Lösung des Rätsels?

Mein gesuchter Begriff lädt im Garten zum entspannen ein.

Man verwendet ihn sehr häufig, wenn man mit Freunden oder Familie zusammensitzt.

Mein Begriff hat mehrere Beine.

Egal ob Kinder oder Erwachsene, jeder verwendet diesem Gegenstand.

Den gesuchten Begriff findet man meistens bei einem Tisch vor.

Auf meinem Begriff kann man sitzen.

Rätsel 31:

Wie lautet die Lösung des Rätsels?

Mein gesuchter Begriff ist ein beliebter Ort im Sommer.

Mein Begriff befindet sich Draußen.

Meistens wird mein Begriff mit Pflanzen verschönert.

Auf meinem Begriff befinden sich meistens ein Tisch und mehrere Stühle.

Wenn es warm ist, wird auf meinem Begriff gerne gegessen bzw. gegrillt.

Mein Begriff ist unmittelbar mit dem Haus verbunden.

Rätsel 32:

Wie lautet die Lösung des Rätsels?

Mein gesuchter Begriff ist sehr weich.

Meinen Begriff gibt es in allen Farben und Formen.

Der Begriff wird unter ein bestimmtes Körperteil gelegt.

Auf den meisten Stühlen ist mein Begriff anzutreffen.

Meinen gesuchten Begriff kann man oft auch an einen Stuhl binden.

Mein Begriff ist nicht essentiell, macht aber das Sitzen bequemer.

Rätsel 33:

Wie lautet die Lösung des Rätsels?

Dieser Begriff steht sowohl in und vor dem Haus.

Mein gesuchter Begriff ist eine Art Wohnort für bestimmte Pflanzen.

Typischerweise besteht mein Begriff aus Ton.

Mein Begriff wird mit Erde befüllt.

Nicht alle Arten von Pflanzen sind für diese Art geeignet.

Gesucht werden hier die Pflanzen, welche sich in einem solchen Gehäuse befinden.

Rätsel 34:

Wie lautet die Lösung des Rätsels?

Der gesuchte Begriff steht vor dem Haus.

Mein gesuchter Begriff hat die Form einer Tonne.

Mein Begriff ist ein Abfall für bestimmte Lebensmittel.

Dieser Begriff fängt häufig an zu stinken, wenn man ihn nicht regelmäßig leert.

Die Reste von Gemüse und Obst, aber auch Eierschalen sind in meinem gesuchten Begriff anzutreffen.

Mein gesuchter Begriff ist ein anderes Wort für „Biomüll".

Rätsel 35:

Wie lautet die Lösung des Rätsels?

Meinen gesuchten Begriff gibt es in groß und in klein.

Mein Begriff ist mit Wasser gefüllt.

Der gesuchte Begriff sorgt an heißen Tagen für Abkühlung.

Viele davon haben einen solchen Daheim, viele müssen ein Stück fahren um in den Genuss davon zu kommen.

Besonders Kinder erfreuen sich an meinem Begriff.

In meinem Begriff kann man schwimmen.

Mein gesuchter Begriff ist kleiner als ein See.

Rätsel 36:

Wie lautet die Lösung des Rätsels?

Mein Begriff besteht oft aus Holz.

In meinen Begriff werden Pflanzen gesetzt.

Der gesuchte Begriff steht im Garten.

Mein Begriff ist eine Art Behälter, gefüllt mit Erde.

Manchmal steht mein Begriff auch auf dem Balkon.

Mein gesuchter Begriff ist recht hoch.

Rätsel 37:

Wie lautet die Lösung des Rätsels?

Mein Begriff wird mit Holz gemacht.

Mein gesuchter Begriff strahlt Wärme aus.

Besonders beliebt ist mein Begriff, wenn es dunkel wird.

Mein Begriff eignet sich optimal zum grillen diverser Leckereien.

Mein Begriff besteht aus Feuer.

Allherbekannt setzt man sich um meinen Begriff.

Rätsel 38:

Wie lautet die Lösung des Rätsels?

Mein gesuchter Begriff ist Draußen anzutreffen.

Meistens besteht mein Begriff aus Holz.

Mein Begriff ist ein Haus für eine bestimmte Art Tier.

In meinem Haus leben oft Tausende von diesen Tieren.

Die Tiere, welche hier leben, sind sehr klein – aber keine Bienen.

Die Bewohner dieses Hauses können beißen und stechen.

Rätsel 39:

Wie lautet die Lösung des Rätsels?

Hier wird ein Begriff gesucht, welcher unmittelbar mit Bäumen zu tun hat.

Mein gesuchter Begriff befindet sich in der Höhe.

Mein Begriff ist aus Holz gebaut.

Besonders Kinder haben finden großen Gefallen an meinem Begriff.

Der gesuchte Begriff ist meistens überschaubar groß.

Mein Begriff ist eine besondere Art von Haus.

Rätsel 40:

Wie lautet die Lösung des Rätsels?

Dieser Begriff ist meistens sehr bunt.

Mein Begriff erfreut vor allem Frauen.

Mein gesuchter Begriff ist ein beliebtes Geburtstagsgeschenk.

Der gesuchte Begriff wird oft in Gärtnereien gekauft.

Man kann meinen Begriff aber auch selbst pflücken.

Mein Begriff wird in eine Vase gestellt und braucht viel Wasser.

Gartenblumen

Rätsel 1:

Wie lautet die Lösung des Rätsels?

Mein gesuchter Begriff ist ein Blumengewächs.

Das gesuchte Gewächs besitzt einen Stengel.

Mein gesuchter Begriff wird zwischen 10 und 90 cm hoch.

Dieser Begriff gehört zu den Frühblühern und gilt als Symbol des Frühlings.

Die Blume gehört zu den Amaryllisgewächsen und ist giftig für Mensch und Tier.

Die Blüten meiner Blume sind gelb.

Rätsel 2:

Wie lautet die Lösung des Rätsels?

Meine Pflanze ist eine Heil- und eine Gewürz-pflanze.

Diese Pflanze gehört zur Familie der Dol-denblüter.

Die Höhe meiner Pflanze ist 30 – 80 cm.

Meine gesuchte Pflanze ist sehr aromatisch.

Besonders beliebt ist sie als Art Gewürz in di-versen Suppen.

Die Blätter meiner Pflanze sind hell- bis dun-kelgrün.

Rätsel 3:

Wie lautet die Lösung des Rätsels?

Meine Pflanze gehört zu den Nachtschatten-gewächsen.

Insgesamt gibt knapp 3.000 verschiedene Sorten meiner Pflanze.

Diese Pflanze braucht viel Sonne und blüht zwischen Juli und Oktober.

Die Form meiner Frucht ist oval, herzförmig, beutelförmig oder spitz.

Meine Pflanze trägt Früchte, welche am besten schmecken, wenn sie reif sind.

Die Früchte meiner Pflanze sind rot.

Rätsel 4:

Wie lautet die Lösung des Rätsels?

Hier wird ein Gewächs gesucht, welches in Mittel- und Südeuropa wächst.

Mein gesuchtes Gewächs dient als Heil-, Duft- und Zierpflanze.

Das gesuchte Gewächs wird zwischen 10 – 20 cm hoch.

Der Verzehr meiner Pflanze wirkt schleimlösend und harntreibend.

Die Blätter meiner Pflanze sind violett.

Der lateinische Name meines Gewächs ist „Viola odorata".

Rätsel 5:

Wie lautet die Lösung des Rätsels?

Meine gesuchte Pflanze gehört zur Familie der Amaryllisgewächse.

Die Höhe der Pflanze beträgt in etwa 30 cm.

Diese Pflanze ist eine beliebtes Gewürz für Speisen aller Art.

Meine gesuchte Pflanze wächst sehr dünn und wird sehr lang.

Die Blüten meiner Pflanze sind lila, die Stängel aber dunkelgrün.

Um meine Pflanze zu verwenden, schneiden wir die Stängel klein.

Rätsel 6:

Wie lautet die Lösung des Rätsels?

Meine Pflanze gehört zur Familie der Liliengewächse.

Ursprünglich kommt die Pflanze aus Griechenland, ist aber in Europa weit verbreitet.

Meine Pflanze wird zwischen 10-15 cm hoch.

Es gibt kaum einen Garten, in welchem meine gesuchte Pflanze nicht vorkommt.

Meine gesuchte Pflanze ist einer der ersten Frühlingsblüher.

Meine Pflanze bildet unterirdische Fruchtknoten und ist weiß, gelb, violett und lila.

Rätsel 7:

Wie lautet die Lösung des Rätsels?

Meine gesuchte Pflanze gehört zur Familie der Rosengewächse.

Meine Pflanze ist eine Staude und wird ca 1 – 2 Meter hoch.

Meine Pflanze gedeiht auch in freier Natur.

Die Früchte meiner Pflanze sind rot bis rosa.

Aus meinen Früchten wird Saft gewonnen.

Meine Früchte kann man auch zu Marmelade verarbeiten.

Rätsel 8:

Wie lautet die Lösung des Rätsels?

Die gesuchte Pflanze gehört zur Familie der Liliengewächse.

Es gibt ca. 150 verschiedene Arten davon, aufgeteilt in Asien, Europa und Afrika.

Meine Pflanze hat meistens 4-6 Blätter und wird 15-60 cm hoch.

Hauptsächlich dient meine Pflanze als Zierpflanze.

Besonders im Frühling sind diese Blumen ein beliebtes Geschenk.

Die Hauptfarben meiner Blume sind gelb, orange, rot, grün und weiß.

Rätsel 9:

Wie lautet die Lösung des Rätsels?

Meine gesuchte Pflanze gehört zur Familie der Doldenblütler.

Man unterscheidet bei meiner Pflanze zwischen Knolle und Stange.

Meine Pflanze ist eine Staude und man findet sie in den meisten Gärten.

Die Wirkungen meiner Pflanze ist heilend und blutreinigend.

Verwandte Gewächse meiner Pflanze sind Fenchel, Petersilie und Dill.

Meine Pflanze ist ein beliebtes Gewürz und ist grün.

Rätsel 10:

Wie lautet die Lösung des Rätsels?

Diese Pflanze gehört zur Familie der Amaryllis-gewächse.

Die Pflanze wird zwischen 2 – 20 cm hoch.

Meine gesuchte Pflanze unterliegt dem Artenschutz.

Die Blütezeit meiner Pflanze beginnt im Dezember und erstreckt sich bis ca. März.

Andere Namen für meine Pflanze sind „Milchblume" oder „weiße Jungfrau".

Die Farbe der Blüten ist weiß – wie der Schnee.

Rätsel 11:

Wie lautet die Lösung des Rätsels?

Meine Pflanze kann Jahrzehnte lang überleben.

Meine Pflanze gehört zu den Paeoniceae.

Die Sträucher meiner Pflanze werden knapp 2 Meter hoch.

Mein Gewächs gibt ein romantisches Gartenbild.

Meine Pflanze wird als Heilmittel gegen die Gicht eingesetzt.

Oft wird diese Pflanze auch „Rose ohne Dorn" genannt.

Rätsel 12:

Wie lautet die Lösung des Rätsels?

Zu meiner Pflanze gehören ungefähr 500 verschiedene Gattungen.

Die Blütezeit meiner Pflanze ist von Dezember bis April.

Die Pflanze wird meistens zum Zieren verwendet.

Die Blüten meiner Pflanze sind verschiedenfarbig, je nach Art und Sorte.

Oft anzutreffen ist diese Pflanze in Beeten und auf Balkonen.

Meine Pflanze wird umgangssprachlich auch „Schlüsselbund" genannt.

Rätsel 13:

Wie lautet die Lösung des Rätsels?

Meine Pflanze gehört zur Familie der Kürbisgewächse.

Auf meiner Pflanze wächst ein beliebtes Gemüse.

Das Gemüse meiner Pflanze ist grün.

Die Früchte der Pflanze werden länglich und haben Stacheln.

Meine gesuchte Pflanze findet auch auch in der Schönheitspflege Anwengund.

Meine Pflanzen bestehen zu 90% aus Wasser.

Rätsel 14:

Wie lautet die Lösung des Rätsels?

Hier wird eine der am meist gekauftesten Zierpflanzen Deutschlands gesucht.

Die gesuchte Pflanze hat eine lange Lebensdauer und ist sehr pflegeleicht.

Diese Pflanze wird bis zu 20 cm hoch.

Diese Pflanze zählt zu den Klassikern in den privaten und öffentlichen Gärten.

Die Blütezeit der gesuchten Pflanze ist von April bis Oktober

Die Farben der Blüten sind gelb, orange, rot, violett, weiß und blau.

Rätsel 15:

Wie lautet die Lösung des Rätsels?

Meine Gesuchte Frucht hat eine Orange Gelbe Farbe.

Der Baum kann bis zu 10m hoch werden.

Die Frucht enthält einen Kern, der einen Durchmesser von 4 bis 8 cm hat.

In Südtirol, speziell im Vinschgau wird sie sehr häufig angebaut.

Ihr Charakteristischer Geschmak ist Süß mit einer leichten Säure.

Typische Gerichte die aus der Frucht gemacht werden sind: Kuchen, Knödel, Marmelade uvm.

Rätsel 16:

Wie lautet die Lösung des Rätsels?

Die gesuchte Pflanze ist eine Unterart des Pflanzenkürbisses und gehört zur Pflanzenfamile der Kürbisgewächse.

Der Ursprung dieser Pflanze liegt in Amerika.

Die Farbe der gesuchten Pflande ist meistens dunkelgrün.

Die Bevorzugte Erntezeit ist von Juni bis Oktober.

Eine Pflanze kann mehrere Früchte tragen.

Die Früchte der Pflanze können roh, gekocht, gegrillt und gebraten werden.

Rätsel 17:

Wie lautet die Lösung des Rätsels?

Die gesuchte Pflanze gehört zur Familie der Araliengewächse.

Meine gesuchte Pflanze kann bis zu 20 Meter hoch werden.

Meine gesuchte Pflanze kann bis zu 500 Jahre alt werden.

Oft wird meine Pflanze als Fassadenbegrünung und als Sichtschutz genutzt.

Meine Pflanze ist eine Kletterpflanze.

Kennzeichnend für meine Pflanze sind die dunkelgrünen Blätter.

Rätsel 18:

Wie lautet die Lösung des Rätsels?

Die Pflanze gehört zur Familie der Korbblütengewächse.

Meine Pflanze wird zwischen 50 – 100 cm hoch.

Die Pflanze ist eine Art Heilkraut und sie ist essbar.

Meine Pflanze ist auf wilden Wiesen anzutreffen, oft aber auch in Gärten.

Die Farbe der Blüten meiner Pflanze ist weißgelblich.

Weitere Namen für die Pflanze sind „Gänseblümchen" und „Wießenwucherblume".

Rätsel 19:

Wie lautet die Lösung des Rätsels?

Meine Pflanze gehört zur Familie der Lippenblütler.

Es gibt in etwa 60 verschiedene Arten meiner Pflanze.

Meine Pflanze wird in etwa 15-60 cm hoch.

Die gesuchte Pflanze wird als Gewürzpflanze genutzt.

Ein weiterer Name für meine Pfanze ist Königskraut.

Ein beliebter Sugo namens „Pesto" wird aus meiner Pflanze gemacht.

Rätsel 20:

Wie lautet die Lösung des Rätsels?

Hier wird ein Rosengewächs gesucht.

Meine Pflanze ist ein Baum.

Der Baum wird zwischen 30 - 90 Jahre alt.

Der gesuchte Baum wird in etwa 10-20 Meter hoch.

Bei den Früchten meines Baumes unterscheidet man zwischen süß und sauer.

Die Früchte meines Baumes sind rot und kleine doppelte Kugeln.

Lösungen

1. Gießkanne
2. Schubkarren
3. Springbrunnen
4. Gartenzaun
5. Rasenmäher
6. Laubbläser
7. Gartenschlauch
8. Laubbesen
9. Handschuhe
10. Ente
11. Gummistiefel
12. Schaufel
13. Astsäge
14. Gartenleiter
15. Heckenschere
16. Regentonne
17. Eimer
18. Vogelhaus
19. Grill
20. Spaten
21. Rechen
22. Unkrautstecher
23. Sonnenschirm
24. Gartenhaus

Gartenblumen

1. Narzissen

2. Petersilie

3. Tomatenstaude

4. Veilchen (Viola odorata)

5. Schnittlauch

6. Krokus

7. Himbeerstaude

8. Tulpe (Tulipa)

9.   Selleriestaude
10. Schneeglöckchen (Crocus chrysanthus „Prins Claus")
11. Pfingstrose – oder Päonie
12. Primeln – oder auch Primula
13. Gurkenstaude
14. Stiefmütterchen (Viola)
15. Marille
16. Zucchinistaude
17. Efeu
18. Margarithe
19. Basilikum
20. Kirschbaum

ENDE

<u>Ich hoffe, das Buch hat dir gefallen.</u>

Im Übrigen wäre ich Dir sehr dankbar, wenn du dir eine Minute Zeit für ein Feedback auf Amazon.de nimmst!

Rezensionen sind für uns freie Autoren sehr wichtig, denn darüber werden sie gemessen! Nimm dir daher doch bitte die Minute Zeit und schreibe eine ehrliche Rezension über dieses Buch!

Weitere Senioren Beschäftigungen

Wir bemühen uns sehr und bringen stetig neue Bücher für Senioren raus, damit es nie langweilig wird ☺

Weitere Bücher von uns findest du hier:

Direkt zu unseren Büchern auf Amazon:
http://bit.ly/sb-autorenseite

Unsere Webseite:
https://senioren-beschaeftigungen.de

Weitere Beschäftigungs Bücher findest du auf Amazon.de, indem du in die Suchleiste „Kristina Büttertz" eingibst, auf eines unserer Bücher klickst, und dann unterhalb des Titels auf dir Buchreihe „Senioren Beschäftigungen" klickst.

<u>Vielen Dank für die Unterstützung.</u>

Haftungsausschluss

Die Umsetzung aller enthaltenen Informationen, Anleitungen und Strategien dieses Buchs erfolgt auf eigenes Risiko. Für etwaige Schäden jeglicher Art kann der Autor aus keinem Rechtsgrund eine Haftung übernehmen. Für Schäden materieller oder ideeller Art, die durch die Nutzung oder Nichtnutzung der Informationen bzw. durch die Nutzung fehlerhafter und/oder unvollständiger Informationen verursacht wurden, sind Haftungsansprüche gegen den Autor grundsätzlich ausgeschlossen. Ausgeschlossen sind daher auch jegliche Rechts- und Schadensersatzansprüche. Dieses Werk wurde mit größter Sorgfalt nach bestem Wissen und Gewissen erarbeitet und niedergeschrieben. Für die Aktualität, Vollständigkeit und Qualität der Informationen übernimmt der Autor jedoch keinerlei Gewähr. Auch können Druckfehler und Falschinformationen nicht vollständig ausgeschlossen werden. Für fehlerhafte Angaben vom Autor kann keine juristische Verantwortung sowie Haftung in irgendeiner Form übernommen werden.

Urheberrecht

Alle Inhalte dieses Werkes sowie Informationen, Strategien und Tipps sind urheberrechtlich geschützt. Alle Rechte sind vorbehalten. Jeglicher Nachdruck oder jegliche Reproduktion – auch nur auszugsweise – in irgendeiner Form wie Fotokopie oder ähnlichen Verfahren, Einspeicherung, Verarbeitung, Vervielfältigung und Verbreitung mit Hilfe von elektronischen Systemen jeglicher Art (gesamt oder nur auszugsweise) ist ohne ausdrückliche schriftliche Genehmigung des Autors strengstens untersagt. Alle Übersetzungsrechte vorbehalten. Die Inhalte dürfen keinesfalls veröffentlicht werden. Bei Missachtung behält sich der Autor rechtliche Schritte vor.

Impressum:

© Senioren Beschäftigungen 2020
1. Auflage. Alle Rechte vorbehalten. Nachdruck, auch in Auszügen, nicht gestattet. Kein Teil dieses Werkes darf ohne schriftliche Genehmigung des Autors in irgendeiner Form reproduziert, vervielfältigt oder verbreitet werden. Kontakt: Lukas Weithaler/Unser Frau 169/ 39020 Schnals/ Italien/E-mail: info@senioren-beschaeftigungen.de